37 Recetas de Jugos Para Enfermedades Cardíacas:

¡Comience a Sentir la Diferencia Con Estas Recetas de Jugos Fáciles de Preparar!

Por

Joe Correa CSN

DERECHOS DE AUTOR

© 2017 Live Stronger Faster Inc.

Todos los derechos reservados

La reproducción o traducción de cualquier parte de este trabajo, más allá de lo permitido por la sección 107 o 108 del Acta de Derechos de Autor de los Estados Unidos, sin permiso del dueño de los derechos es ilegal.

Esta publicación está diseñada para proveer información precisa y autoritaria respecto al tema en cuestión. Es vendido con el entendimiento de que ni el autor ni el editor están envueltos en brindar consejo médico. Si éste fuese necesario, consultar con un doctor. Este libro es considerado una guía y no debería ser utilizado en ninguna forma perjudicial para su salud. Consulte con un médico antes de iniciar este plan nutricional para asegurarse que sea correcto para usted.

RECONOCIMIENTOS

Este libro está dedicado a mis amigos y familiares que han tenido una leve o grave enfermedad, para que puedan encontrar una solución y hacer los cambios necesarios en su vida.

37 Recetas de Jugos Para Enfermedades Cardíacas:

¡Comience a Sentir la Diferencia Con Estas Recetas de Jugos Fáciles de Preparar!

Por

Joe Correa CSN

CONTENIDOS

Derechos de Autor

Reconocimientos

Acerca Del Autor

Introducción

37 Recetas de Jugos Para Enfermedades Cardíacas: ¡Comience a Sentir la Diferencia Con Estas Recetas de Jugos Fáciles de Preparar!

Otros Títulos de Este Autor

ACERCA DEL AUTOR

Luego de años de investigación, honestamente creo en los efectos positivos que una nutrición apropiada puede tener en el cuerpo y la mente. Mi conocimiento y experiencia me han ayudado a vivir más saludablemente a lo largo de los años y los cuales he compartido con familia y amigos. Cuanto más sepa acerca de comer y beber saludable, más pronto querrá cambiar su vida y sus hábitos alimenticios.

La nutrición es una parte clave en el proceso de estar saludable y vivir más, así que empiece ahora. El primer paso es el más importante y el más significativo.

INTRODUCCIÓN

37 Recetas de Jugos Para Enfermedades Cardíacas: ¡Comience a Sentir la Diferencia Con Estas Recetas de Jugos Fáciles de Preparar!

Por Joe Correa CSN

Muchas personas creen que la enfermedad cardíaca es un problema que solo ocurre a otros. Además, las personas creen que son demasiado jóvenes o saludables para tener problemas en su corazón. Esto, desafortunadamente, es mentira.

La enfermedad cardíaca es la principal causa de muerte en el mundo, para hombres y mujeres. Una amplia variedad de condiciones que afectan el corazón, pueden volverse un problema serio para la mediana edad, como así también para personas mayores. Una vez que la enfermedad es diagnosticada, dura por toda la vida, razón por la cual su doctor le aconsejará algunas medicaciones y cambios en el estilo de vida. Esta parte es crucial para mantener la condición bajo control. Al contrario, la enfermedad cardíaca se pondrá peor a lo largo del tiempo.

Afortunadamente, cambiar elecciones en el estilo de vida, una dieta saludable y ejercicio moderado, pueden reducir el riesgo de contraer enfermedad cardíaca, o al menos controlar la condición existente. Pero primero, usted debe entender que hay dos factores de riesgo mayores que conllevan a la enfermedad cardíaca.

1. **Historial familiar** es un riesgo muy alto cuando se considera la enfermedad cardíaca que no puede ser controlada. Si este es su caso, entonces un examen físico apropiado debería ser requerido pronto.
2. **Estilos de vida poco saludables** como fumar, la obesidad, inactividad física, alcoholismo, estrés, niveles de colesterol altos y diabetes, están entre las principales causas de enfermedad cardíaca. Afortunadamente, estos factores externos pueden ser controlados fácilmente con una dieta apropiada y un estilo de vida saludable.

Tener solo uno de estos factores de riesgo es una condición seria y extremadamente peligrosa, y debería ser prevenida y tratada tan pronto como sea posible.

Esta colección de recetas deliciosas y sabrosas le ayudarán a limpiar su cuerpo y mejorar su salud. Estos jugos están basados en una variedad de frutas frescas y vegetales que han sido probados en ayudar a limpiar los vasos sanguíneos y facilitar las funciones diarias de su corazón.

Prevenir la enfermedad cardíaca nunca fue más fácil, solo lleva un par de minutos en la mañana para preparar su jugo favorito amigo del corazón, que reducirá sus niveles de colesterol, limpiará su tracto digestivo entero, y mantendrá sus vasos sanguíneos bien.

Espero que este libro sea su primer paso para cambios positivos en su vida. Disfrute de estas recetas y tenga una maravillosa vida.

37 RECETAS DE JUGOS PARA ENFERMEDADES CARDÍACAS: ¡COMIENCE A SENTIR LA DIFERENCIA CON ESTAS RECETAS DE JUGOS FÁCILES DE PREPARAR!

1. Jugo de Sandía y Pomelo

Ingredientes:

2 tazas de sandía, sin semillas

1 pomelo grande, en trozos

2 tazas de arándanos

1 cucharada de miel líquida

2 onzas de agua

Preparación:

Cortar la sandía por la mitad. Para dos tazas, necesitará 2 gajos grandes. Pelarlos y trozarlos. Remover las semillas y dejar a un lado. Reservar el resto.

Pelar el pomelo y dividir en gajos. Dejar a un lado.

Lavar los arándanos bajo agua fría. Colar y dejar a un lado.

Procesar los arándanos, sandía y pomelo en una juguera. Transferir a un vaso y añadir la miel y agua.

Refrigerar 15 minutos antes de servir.

Información nutricional por porción: Kcal: 375, Proteínas: 5.9g, Carbohidratos: 92.1g, Grasas: 1.7g

2. Jugo de Zanahoria y Manzana

Ingredientes:

2 zanahorias grandes

1 manzana Dulce Crujiente grande, sin centro

2 kiwis grandes, sin piel

1 taza de menta, en trozos

1 naranja grande, sin piel

2 onzas de agua

Preparación:

Lavar las zanahorias y cortar en rodajas gruesas. Dejar a un lado.

Lavar la manzana y remover el centro. Trozar y dejar a un lado.

Pelar los kiwis y cortar por la mitad. Dejar a un lado.

Lavar la menta y trozarla. Dejar a un lado.

Combinar los kiwis, zanahoria, manzana y menta en una juguera, y pulsar. Transferir a un vaso y añadir hielo antes de servir.

Información nutricional por porción: Kcal: 292, Proteínas: 6.1g, Carbohidratos: 88.6g, Grasas: 1.8g

3. Jugo de Repollo y Limón

Ingredientes:

1 taza de repollo morado, en trozos

1 limón grande, sin piel

2 tazas de Brotes de Bruselas

2 tazas de hinojo

1 taza de verdes de remolacha, en trozos

1 pepino grande

Preparación:

Combinar el repollo y verdes de remolacha en un colador, y lavar bajo agua fría. Romper con las manos y dejar a un lado.

Lavar los brotes de Bruselas y recortar las hojas externas. Cortar por la mitad y dejar a un lado.

Lavar el bulbo de hinojo y recortar las capas marchitas. Trozar y dejar a un lado.

Lavar el pepino y cortar en rodajas gruesas. Dejar a un lado.

Combinar los brotes de Bruselas, hinojo, repollo, verdes de remolacha y pepino en una juguera, y pulsar.

Transferir a un vaso y añadir algunos cubos de hielo antes de servir.

Información nutricional por porción: Kcal: 154, Proteínas: 12.8g, Carbohidratos: 53g, Grasas: 1.5g

4. Jugo de Calabacín y Granada

Ingredientes:

1 calabacín grande, sin semillas

1 taza de semillas de granada

1 naranja grande, sin piel

3 kiwis grandes, sin piel

1 lima grande, sin piel

Preparación:

Lavar el calabacín y cortarlo por la mitad. Remover las semillas. Trozar y dejar a un lado.

Cortar la parte superior de la granada y deslizar hacia las membranas blancas. Remover las semillas a un vaso medidor y dejar a un lado.

Pelar la naranja y dividir en gajos. Dejar a un lado.

Pelar los kiwis y cortar por la mitad. Dejar a un lado.

Pelar la lima y cortar por la mitad. Dejar a un lado.

Procesar el kiwi, calabacín, lima, semillas de granada y naranja en una juguera.

Transferir a un vaso y añadir cubos de hielo antes de servir.

Información nutricional por porción: Kcal: 183, Proteínas: 8.5g, Carbohidratos: 52.6g, Grasas: 1.6g

5. Jugo de Mango y Banana

Ingredientes:

1 taza de mango, en trozos

1 banana grande, en rodajas

1 zanahoria grande, en rodajas

1 lima entera, sin piel

1 manzana Dorada Deliciosa pequeña, sin centro

¼ cucharadita de canela, molida

Preparación:

Pelar el mango y trozarlo. Rellenar un vaso medidor y reservar el resto en la nevera. Dejar a un lado.

Pelar la banana y cortar en rodajas. Dejar a un lado.

Lavar y pelar la zanahoria. Cortar en rodajas finas y dejar a un lado.

Pelar la lima y cortar por la mitad. Dejar a un lado.

Lavar la manzana y cortarla por la mitad. Remover el centro y trozar. Dejar a un lado.

Combinar la zanahoria, lima, mango, banana y manzana en una juguera, y pulsar. Transferir a un vaso y añadir la canela.

Agregar hielo y servir inmediatamente.

Información nutricional por porción: Kcal: 290, Proteínas: 4.1g, Carbohidratos: 83.9g, Grasas: 1.5g

6. Jugo de Col Rizada y Espárragos

Ingredientes:

1 taza de col rizada, en trozos

1 taza de espárragos, recortados

1 bulbo de hinojo grande

1 cabeza de alcachofa grande

1 taza de Brotes de Bruselas, recortados

1 taza de Acelga, en trozos

¼ cucharadita de Pimienta cayena, molida

Preparación:

Combinar la col rizada y acelga en un colador, y lavar bajo agua fría. Trozar y dejar a un lado.

Lavar los espárragos y recortar las puntas. Trozar y dejar a un lado.

Lavar el bulbo de hinojo y recortar las capas marchitas. Trozar y dejar a un lado.

Recortar las hojas externas de la alcachofa. Lavar y trozar. Dejar a un lado.

Lavar los brotes de Bruselas y recortar las capas externas. Cortar por la mitad y dejar a un lado.

Procesar el hinojo, alcachofa, col rizada, espárragos, brotes de Bruselas y acelga en una juguera. Transferir a un vaso y añadir la pimienta cayena.

Refrigerar 10 minutos antes de servir.

Información nutricional por porción: Kcal: 154, Proteínas: 17.6g, Carbohidratos: 54.4g, Grasas: 1.8g

7. Jugo de Naranja y Menta

Ingredientes:

1 naranja grande

2 tazas de menta fresca, en trozos

2 tazas de frambuesas frescas

1 manzana verde grande, sin centro

1 lima grande

2 onzas de agua

Preparación:

Pelar la naranja y dividir en gajos. Dejar a un lado.

Lavar la menta y romper con las manos. Dejar a un lado.

Lavar las frambuesas bajo agua fría y dejar a un lado.

Pelar la manzana y remover el centro. Trozar y dejar a un lado.

Pelar la lima y cortar por la mitad. Dejar a un lado.

Procesar las frambuesas, menta, naranja, manzana y lima en una juguera. Transferir a vasos y añadir el agua.

Agregar hielo y servir inmediatamente.

Información nutricional por porción: Kcal: 258, Proteínas: 7.6g, Carbohidratos: 90.1g, Grasas: 2.7g

8. Jugo de Limón y Miel

Ingredientes:

1 limón grande, sin piel

1 cucharada de miel líquida

1 taza de arándanos

1 naranja grande, sin piel

1 manzana verde grande, sin centro

Preparación:

Pelar el limón y cortarlo por la mitad. Dejar a un lado.

Poner los arándanos en un colador y lavar bajo agua fría. Colar y dejar a un lado.

Pelar la naranja y dividir en gajos. Dejar a un lado.

Lavar la manzana y remover el centro. Trozar y dejar a un lado.

Combinar los arándanos, limón, naranja y manzana en una juguera, y pulsar.

Transferir a un vaso y añadir la miel líquida.

Agregar cubos de hielo o refrigerar antes de servir.

Información nutricional por porción: Kcal: 305, Proteínas: 4.3g, Carbohidratos: 76.5g, Grasas: 1.3g

9. Jugo de Pomelo y Lima

Ingredientes:

2 pomelos grandes

1 lima grande

2 tazas de apio, en trozos

2 zanahorias grandes

1 rodaja de jengibre, de 1 pulgada

2 onzas de agua

Preparación:

Pelar los pomelos y dividirlos en gajos. Dejar a un lado.

Cortar la lima por la mitad. Dejar a un lado.

Lavar el apio y trozarlo. Dejar a un lado.

Lavar las zanahorias y cortar en rodajas gruesas. Dejar a un lado.

Pelar el jengibre y dejar a un lado.

Procesar el apio, pomelo, lima, zanahorias y jengibre en una juguera. Transferir a un vaso y añadir el agua.

Refrigerar 15 minutos antes de servir.

Información nutricional por porción: Kcal: 250, Proteínas: 6.7g, Carbohidratos: 76.3g, Grasas: 1.4g

10. Jugo de Kiwi y Apio

Ingredientes:

1 kiwi grande, sin piel

3 tallos de apio

½ pomelo mediano, sin piel

1 limón grande, sin piel

¼ cucharadita de jengibre, molido

¼ cucharadita de Pimienta cayena, molida

Un puñado de berro

Preparación:

Pelar el kiwi y cortarlo por la mitad. Dejar a un lado.

Lavar el pomelo y cortarlo por la mitad. Cortar una mitad en cubos y reservar la otra mitad. Dejar a un lado.

Pelar el limón y cortar en cuartos. Dejar a un lado.

Lavar el berro y trozarlo.

Procesar el kiwi, pomelo, limón y apio en una juguera.

Transferir a un vaso y añadir la pimienta cayena y jengibre.

Servir inmediatamente.

Información nutricional por porción: Kcal: 61, Proteínas: 2.1g, Carbohidratos: 20.4g, Grasas: 1.1g

11. Jugo de Canela y Mango

Ingredientes:

1 taza de mango, en trozos

1 durazno grande, sin carozo

1 manzana Granny Smith mediana, sin centro

1 limón entero, sin piel

¼ cucharadita de canela, molida

Preparación:

Pelar el mango y trozarlo. Rellenar un vaso medidor y reservar el resto en la nevera. Dejar a un lado.

Lavar el durazno y cortarlo por la mitad. Remover el carozo y trozar. Dejar a un lado.

Lavar la manzana y cortarla por la mitad. Remover el centro y trozar. Dejar a un lado.

Pelar el limón y cortarlo por la mitad. Dejar a un lado.

Combinar el durazno, manzana, limón y mango en una juguera, y pulsar. Transferir a un vaso y añadir la canela.

Agregar hielo picado y servir inmediatamente.

Información nutricional por porción: Kcal: 236, Proteínas: 4.3g, Carbohidratos: 69.5g, Grasas: 1.5g

12. Jugo de Manzana y Col Rizada

Ingredientes:

1 manzana verde grande, sin centro

1 taza de col rizada fresca

3 kiwis grandes

1 limón grande

1 taza de menta fresca

Un puñado de espinaca fresca

3 onzas de agua

Preparación:

Lavar la manzana y remover el centro. Trozar y dejar a un lado.

Lavar la col rizada, menta y espinaca, y combinar en un tazón grande. Verter agua caliente y dejar reposar 10 minutos. Colar y romper con las manos. Dejar a un lado.

Pelar los kiwis y limón. Cortarlos por la mitad y dejar a un lado.

Procesar los kiwis, limón, col rizada, menta, espinaca y manzana en una juguera. Transferir a un vaso y añadir el agua.

Agregar hielo y servir inmediatamente.

Información nutricional por porción: Kcal: 246, Proteínas: 8.6g, Carbohidratos: 74.5g, Grasas: 2.6g

13. Jugo Dulce de Remolacha

Ingredientes:

1 taza de remolachas, recortadas y en trozos

3 zanahorias grandes

1 pepino grande

1 naranja grande, sin piel

2 onzas de agua

½ cucharadita de néctar de agave

Preparación:

Lavar la remolacha y recortar las partes verdes. Trozar y rellenar un vaso medidor. Reservar el resto para otro jugo.

Lavar las zanahorias y cortar en rodajas gruesas. Dejar a un lado.

Lavar el pepino y cortar en rodajas gruesas. Dejar a un lado.

Pelar la naranja y dividir en gajos. Dejar a un lado.

Combinar las zanahorias, remolacha, pepino y naranja en una juguera, y pulsar.

Transferir a un vaso y añadir el agua y néctar de agave. Agregar hielo y servir inmediatamente.

Información nutricional por porción: Kcal: 296, Proteínas: 7.9g, Carbohidratos: 86.2g, Grasas: 1.3g

14.   Jugo de Cantalupo y Naranja

Ingredientes:

2 tazas de moras

1 taza de cantalupo, en cubos

1 naranja grande

1 limón grande

1 manzana Granny Smith pequeña

Preparación:

Cortar el cantalupo por la mitad. Remover las semillas y pulpa. Cortar dos gajos y pelarlos. Trozar y dejar a un lado. Reservar el resto en la nevera.

Pelar la naranja y dividir en gajos. Dejar a un lado.

Poner las moras en un colador y lavar bajo agua fría. Colar y dejar a un lado.

Pelar el limón y cortarlo por la mitad. Dejar a un lado.

Lavar la manzana y remover el centro. Trozar y dejar a un lado.

Combinar las moras, cantalupo, naranja, limón y manzana en una juguera, y pulsar. Transferir a un vaso y refrigerar 10 minutos antes de servir.

Información nutricional por porción: Kcal: 258, Proteínas: 8.3g, Carbohidratos: 87g, Grasas: 2.4g

15. Jugo de Tomate y Limón

Ingredientes:

1 taza de tomates cherry, por la mitad

1 limón grande, sin piel

1 taza de albahaca, en trozos

1 pimiento rojo grande, sin semillas

1 rama de romero

¼ cucharadita de Sal Himalaya

Preparación:

Lavar los tomates y ponerlos en un tazón. Cortarlos por la mitad y reservar el jugo. Dejar a un lado.

Pelar el limón y cortarlo por la mitad. Dejar a un lado.

Lavar la albahaca bajo agua fría. Colar y romper con las manos. Dejar a un lado.

Lavar el pimiento y cortarlo por la mitad. Remover las semillas y trozar. Dejar a un lado.

Combinar los tomates, albahaca, pimiento y limón en una juguera, y pulsar. Transferir a un vaso y añadir la sal. Rociar con romero.

Refrigerar 10 minutos antes de servir.

Información nutricional por porción: Kcal: 189, Proteínas: 19.5g, Carbohidratos: 53.1g, Grasas: 2.6g

16. Jugo de Ajo y Col Rizada

Ingredientes:

4 hojas frescas de col rizada

1 diente de ajo, sin piel

2 naranjas grandes, sin piel

½ taza de brócoli fresco, en trozos

3 zanahorias grandes

4 hojas de verdes de ensalada

¼ cucharadita de Sal Himalaya

2 onzas de agua

Preparación:

Combinar los verdes de ensalada y col rizada en un colador, y lavar bajo agua fría. Trozar y dejar a un lado.

Pelar el diente de ajo y dejar a un lado.

Pelar las naranjas y dividirlas en gajos. Dejar a un lado.

Lavar el brócoli y trozarlo. Dejar a un lado.

Lavar las zanahorias y trozar. Dejar a un lado.

Procesar las naranjas, brócoli, zanahorias, verdes de ensalada, col rizada y ajo en una juguera. Transferir a un vaso y añadir la sal Himalaya y agua.

Servir inmediatamente.

Información nutricional por porción: Kcal: 171, Proteínas: 9.2g, Carbohidratos: 43.3g, Grasas: 2.3g

17. Jugo de Alcachofa y Calabacín

Ingredientes:

1 alcachofa mediana, en trozos

1 calabacín pequeño, en rodajas

1 taza de batatas, en cubos

1 lima entera, sin piel

1 zanahoria grande, en rodajas

¼ cucharadita de sal

¼ cucharadita de cúrcuma, molida

Preparación:

Lavar la alcachofa y recortar las hojas externas. Trozar y rellenar un vaso medidor. Reservar el resto en la nevera.

Pelar el calabacín y cortar en rodajas finas. Dejar a un lado.

Pelar las batatas y cortarlas en cubos. Ponerlas en una olla profunda y añadir 3 tazas de agua. Hervir y cocinar 5 minutos. Remover del fuego y colar. Dejar enfriar por completo.

Pelar la lima y cortar por la mitad. Dejar a un lado.

Lavar y pelar la zanahoria. Cortar en rodajas finas y dejar a un lado.

Combinar las batatas, alcachofa, calabacín, lima y zanahorias en una juguera, y pulsar. Transferir a un vaso y añadir la sal y cúrcuma.

Refrigerar 10 minutos antes de servir.

Información nutricional por porción: Kcal: 177, Proteínas: 8.6g, Carbohidratos: 54.5g, Grasas: 0.8g

18. Jugo de Sandía y Kiwi

Ingredientes:

1 taza de sandía

1 kiwi grande

1 naranja grande

1 manzana verde grande, sin centro

1 guayaba grande

3 onzas de agua de coco

Preparación:

Cortar la sandía por la mitad. Para una taza, necesitará 1 gajo grande. Pelarlo y trozarlo. Remover las semillas y dejar a un lado. Reservar el resto para otro jugo.

Pelar el kiwi y cortar por la mitad. Dejar a un lado.

Lavar la guayaba y trozarla. Reservar el resto en la nevera.

Pelar la naranja y dividir en gajos. Dejar a un lado.

Lavar la manzana y remover el centro. Trozar y dejar a un lado.

Combinar la guayaba, sandía, naranja, kiwi y manzana en una juguera, y pulsar. Transferir a un vaso y añadir el agua de coco.

Agregar hielo o refrigerar antes de servir.

Información nutricional por porción: Kcal: 264, Proteínas: 5.6g, Carbohidratos: 73.8g, Grasas: 1.6g

19. Jugo de Cereza y Vainilla

Ingredientes:

1 taza de cerezas, sin carozo

1 taza de arándanos agrios

3 damascos enteros, sin carozo y en trozos

1 manzana Dorada Deliciosa pequeña, sin centro

1 cucharadita de extracto de vainilla

3 cucharadas de agua de coco

Preparación:

Lavar las cerezas bajo agua fría. Colar y cortarlas por la mitad. Remover los carozos y dejar a un lado.

Lavar los arándanos usando un colador. Colar y dejar a un lado.

Lavar los damascos y cortarlos por la mitad. Remover los carozos y trozar. Dejar a un lado.

Lavar la manzana y cortarla por la mitad. Remover el centro y trozar. Dejar a un lado.

Combinar los arándanos agrios, damascos, manzana y cerezas en una juguera, y pulsar. Transferir a un vaso y añadir el extracto de vainilla y agua de coco.

Rociar con menta para más sabor. Agregar cubos de hielo y servir inmediatamente.

Información nutricional por porción: Kcal: 216, Proteínas: 3.8g, Carbohidratos: 66.1g, Grasas: 1.1g

20. Jugo de Manzana y Zanahoria

Ingredientes:

2 manzanas grandes, sin centro

2 zanahorias grandes

½ taza de espinaca fresca

¼ cucharadita de jengibre, molido

2 cucharadas de perejil fresco

1 cucharada de semillas de linaza

Preparación:

Lavar las manzanas y remover el centro. Trozar y dejar a un lado.

Lavar y trozar las zanahorias. Dejar a un lado.

Lavar la espinaca bajo agua fría. Colar y trozar. Dejar a un lado.

Procesar en una juguera hasta que esté bien líquido. Transferir a vasos y añadir el jengibre. Rociar con semillas de linaza para más nutrientes, y servir inmediatamente.

Información nutricional por porción: Kcal: 119, Proteínas: 4.3g, Carbohidratos: 62.2g, Grasas: 2.3g

21. Jugo de Limón y Jengibre

Ingredientes:

1 limón grande, sin piel

½ cucharadita de jengibre, molido

½ taza de cilantro

3 tallos de apio

1 manzana verde grande, sin centro

Preparación:

Pelar el limón y cortarlo en cuartos. Pulsar en una juguera.

Lavar el cilantro y trozarlo. Dejar a un lado.

Lavar los tallos de apio y trozarlos. Dejar a un lado.

Lavar la manzana y remover el centro. Trozar y dejar a un lado.

Procesar el cilantro, apio y manzana en una juguera. Transferir a un vaso y añadir el jengibre.

Refrigerar 15 minutos antes de servir, o añadir hielo.

Información nutricional por porción: Kcal: 73, Proteínas: 2.2g, Carbohidratos: 26.7g, Grasas: 0.1g

22. Jugo de Calabaza y Lechuga

Ingredientes:

1 taza de calabaza amarilla, en trozos

1 taza de Lechuga romana, en trozos

2 puerros grandes, en trozos

1 taza de espárragos, recortados

2 cucharadas de perejil fresco, en trozos

1 pepino grande

Preparación:

Pelar la calabaza y cortarla por la mitad. Remover las semillas, cortar un gajo y pelarlo. Trozar y rellenar un vaso medidor. Reservar el resto para otro jugo.

Combinar la lechuga y perejil en un colador, y lavar bajo agua fría. Colar y trozar.

Lavar los puerros y trozarlos. Dejar a un lado.

Lavar los espárragos y recortar las puntas. Trozar y dejar a un lado.

Lavar el pepino y cortar en rodajas gruesas. Dejar a un lado.

Procesar los puerros, espárragos, calabaza, lechuga, perejil y pepino en una juguera. Transferir a vasos y añadir hielo, o refrigerar antes de servir.

Información nutricional por porción: Kcal: 185, Proteínas: 9.5g, Carbohidratos: 50.8g, Grasas: 1.3g

23. Jugo de Brócoli y Limón

Ingredientes:

1 taza de hinojo, en trozos

1 taza de espinaca, en trozos

1 taza de brócoli, en trozos

1 limón entero, sin piel

1 lima entera, sin piel

¼ cucharadita de jengibre, molido

Preparación:

Lavar el brócoli y recortar las hojas externas. Trozar y rellenar un vaso medidor. Reservar el resto en la nevera.

Pelar el limón y lima. Cortarlos por la mitad. Dejar a un lado.

Recortar los tallos de hinojo y capas externas. Lavar y trozar. Rellenar un vaso medidor y reservar el resto. Dejar a un lado.

Lavar la espinaca bajo agua fría, y colar. Trozar y dejar a un lado.

Combinar el hinojo, espinaca, brócoli, limón y lima en una juguera. Pulsar.

Transferir a un vaso y añadir el jengibre.

Agregar hielo picado y servir inmediatamente.

Información nutricional por porción: Kcal: 86, Proteínas: 10.5g, Carbohidratos: 29.1g, Grasas: 1.5g

24. Jugo de Col Rizada y Alcachofa

Ingredientes:

1 taza de col rizada, en trozos

1 cabeza de alcachofa mediana

3 tazas de verdes de remolacha

1 puñado de espinaca

1 pepino grande

3 cucharadas de perejil, en trozos

¼ cucharadita de Sal Himalaya

Preparación:

Combinar los verdes de remolacha, espinaca, col rizada y perejil en un colador grande. Lavar bajo agua fría. Colar y trozar. Dejar a un lado.

Recortar las capas marchitas de la alcachofa. Lavar y trozar. Dejar a un lado.

Lavar el pepino y cortar en rodajas gruesas. Dejar a un lado.

Combinar los verdes de remolacha, espinaca, col rizada, alcachofa, pepino y perejil en una juguera, y pulsar.

Transferir a vasos y añadir la sal.

Agregar hielo y servir inmediatamente.

Información nutricional por porción: Kcal: 151, Proteínas: 21.6g, Carbohidratos: 48.2g, Grasas: 2.7g

25. Jugo de Manzana y Canela

Ingredientes:

1 manzana Dorada Deliciosa pequeña, en trozos

1 naranja mediana, sin piel

1 pera mediana, en trozos

1 taza de remolacha, en trozos

¼ cucharadita de canela, molida

¼ cucharadita de jengibre, molido

Preparación:

Lavar la manzana y cortarla por la mitad. Remover el centro y trozar. Dejar a un lado.

Pelar la naranja y dividirla en gajos. Cortar cada gajo por la mitad y dejar a un lado.

Lavar la pera y cortarla por la mitad. Remover el centro y trozar. Dejar a un lado.

Lavar la remolacha y recortar las partes verdes. Cortar en rodajas y rellenar un vaso medidor. Reservar el resto.

Combinar la naranja, pera, remolacha y manzana en una juguera, y pulsar.

Transferir a un vaso y añadir la canela y jengibre. Agregar hielo antes de servir.

Información nutricional por porción: Kcal: 234, Proteínas: 4.4g, Carbohidratos: 73.1g, Grasas: 0.8g

26. Jugo de Calabaza y Zanahoria

Ingredientes:

1 taza de trozos de calabaza

1 zanahoria grande

1 manzana amarilla grande, sin centro

1 naranja grande

¼ cucharadita de canela, molida

3 onzas de agua

Preparación:

Pelar la calabaza y cortarla por la mitad. Remover las semillas. Cortar un gajo grande y trozarlo. Reservar el resto.

Lavar la zanahoria y cortar en rodajas gruesas. Dejar a un lado.

Lavar la manzana y remover el centro. Trozar y dejar a un lado.

Pelar la naranja y dividir en gajos. Dejar a un lado.

Procesar la calabaza, manzana, zanahoria y naranja en una juguera. Transferir a un vaso y añadir la canela y agua.

Agregar algunos cubos de hielo y servir inmediatamente.

Información nutricional por porción: Kcal: 220, Proteínas: 4.1g, Carbohidratos: 65.3g, Grasas: 0.8g

27. Jugo de Cantalupo y Ananá

Ingredientes:

1 taza de cantalupo, sin piel

½ ananá, sin piel

2 manzanas verdes grandes, sin centro

½ taza de col rizada fresca

Preparación:

Pelar el cantalupo y trozarlo en cubos. Remover las semillas y dejar a un lado.

Pelar el ananá y trozarlo. Dejar a un lado.

Lavar las manzanas y remover el centro. Trozar y dejar a un lado.

Lavar la col rizada y remojar por 10 minutos. Dejar a un lado.

Procesar el cantalupo, manzana, ananá y col rizada en una juguera. Transferir a un vaso y añadir hielo antes de servir.

Puede añadir miel líquida para más sabor.

Información nutricional por porción: Kcal: 115, Proteínas: 1.2g, Carbohidratos: 28.8g, Grasas: 1.2g

28. Jugo de Lima y Berro

Ingredientes:

3 lima grandes, sin piel

1 taza de berro

1 taza de remolacha, recortada

1 manzana verde grande, sin centro

1 pepino grande

Preparación:

Pelar las limas y cortarlas por la mitad. Dejar a un lado.

Lavar el berro bajo agua fría. Colar y dejar a un lado.

Lavar la remolacha y recortar las puntas. Trozar y dejar a un lado.

Lavar la manzana y remover el centro. Trozar y dejar a un lado.

Lavar el pepino y cortar en rodajas gruesas. Dejar a un lado.

Combinar la remolacha, limas, berro, manzana y pepino en una juguera, y pulsar.

Añadir hielo y servir.

Información nutricional por porción: Kcal: 211, Proteínas: 6.4g, Carbohidratos: 63.5g, Grasas: 1.1g

29. Jugo de Kiwi y Manzana

Ingredientes:

2 kiwis grandes, sin piel

1 manzana Fuji grande, sin centro

2 tazas de arándanos

1 taza de sandía, sin semillas

2 onzas de agua de coco

Preparación:

Pelar los kiwis y cortar por la mitad. Dejar a un lado.

Lavar la manzana y remover el centro. Trozar y dejar a un lado.

Lavar los arándanos bajo agua fría usando un colador. Colar y dejar a un lado.

Cortar la sandía por la mitad. Cortar un gajo grande y pelarlo. Trozar y remover las semillas. Rellenar un vaso medidor y refrigerar el resto.

Combinar los arándanos, kiwi, manzana y sandía en una juguera, y pulsar. Transferir a un vaso y añadir el agua de coco.

Agregar hielo y servir inmediatamente.

Información nutricional por porción: Kcal: 315, Proteínas: 7.2g, Carbohidratos: 97.9g, Grasas: 2.8g

30. Jugo de Remolacha y Apio

Ingredientes:

1 taza de remolacha, en rodajas

1 taza de apio, en trozos pequeños

1 taza de palta, en cubos

1 limón entero, sin piel

1 onza de agua

Preparación:

Lavar la remolacha y recortar las puntas verdes. Pelar y cortar en rodajas finas. Rellenar un vaso medidor y reservar el resto.

Lavar el apio y trozarlo. Rellenar un vaso medidor y reservar el resto en la nevera.

Pelar la palta y cortarla por la mitad. Remover el carozo y cortar en cubos. Rellenar un vaso medidor y reservar el resto en la nevera. Dejar a un lado.

Pelar el limón y cortarlo por la mitad. Dejar a un lado.

Combinar la palta, remolacha, apio y limón en una juguera. Pulsar.

Transferir a un vaso y añadir el agua. Refrigerar 10 minutos antes de servir.

Información nutricional por porción: Kcal: 264, Proteínas: 6.5g, Carbohidratos: 34.2g, Grasas: 22.5g

31. Jugo de Cereza y Menta

Ingredientes:

1 taza de cerezas, sin carozo

2 cucharadas de menta fresca, en trozos

2 tazas de uvas verdes

1 manzana Fuji mediana, sin centro

1 cucharada de miel líquida

2 onzas de agua

Preparación:

Combinar las uvas y cerezas en un colador grande. Lavar bajo agua fría y colar. Cortar las cerezas por la mitad y remover los carozos. Dejar a un lado.

Lavar la menta y trozarla. Dejar a un lado.

Lavar la manzana y remover el centro. Trozar y dejar a un lado.

Combinar las uvas, cerezas, manzana y menta en una juguera, y pulsar.

Transferir a un vaso y añadir hielo antes de servir.

Información nutricional por porción: Kcal: 369, Proteínas: 3.5g, Carbohidratos: 104g, Grasas: 1.4g

32. Jugo de Pomelo y Col Rizada

Ingredientes:

½ taza de pomelo, en trozos

3-4 hojas frescas de col rizada

2 naranjas grandes, sin piel

1 cucharadita de miel líquida

¼ cucharadita de jengibre, molido

Preparación:

Lavar el pomelo y cortarlo por la mitad. Cortar una mitad en trozos. Reservar el resto en la nevera.

Lavar las hojas de col rizada y trozarla.

Pelar las naranjas y dividirlas en gajos. Dejar a un lado.

Procesar las naranjas, pomelo y col rizada en una juguera. Transferir a un vaso y añadir agua para ajustar el espesor.

Agregar la miel líquida y jengibre. Servir con hielo.

Información nutricional por porción: Kcal: 128, Proteínas: 7.3g, Carbohidratos: 34.5g, Grasas: 1.1g

33. Jugo de Pepino y Manzana

Ingredientes:

1 taza de pepino, en rodajas

1 manzana Dorada Deliciosa mediana, sin centro

1 banana grande, sin piel

2 kiwis enteros, sin piel

1 taza de menta fresca, en trozos

Preparación:

Lavar el pepino y cortar en rodajas finas. Rellenar un vaso medidor y reservar el resto. Dejar a un lado.

Lavar la manzana y cortarla por la mitad. Remover el centro y trozar. Dejar a un lado.

Pelar la banana y cortarla en rodajas finas. Dejar a un lado.

Pelar los kiwis y cortar por la mitad. Dejar a un lado.

Lavar la menta bajo agua fría y colar. Trozar y dejar a un lado.

Combinar los kiwis, pepino, manzana y banana en una juguera, y pulsar. Transferir a un vaso y añadir hielo.

Servir inmediatamente.

Información nutricional por porción: Kcal: 272, Proteínas: 4.8g, Carbohidratos: 79.8g, Grasas: 1.7g

34. Jugo de Pimiento y Chalote

Ingredientes:

1 pimiento grande, sin semillas

1 chalote pequeño

2 tomates grandes, por la mitad

2 dientes de ajo, sin piel

3 pepinos grandes

1 lima grande, sin piel

¼ taza de cilantro fresco

Preparación:

Lavar el pimiento y cortarlo en mitades. Remover las semillas y trozar.

Lavar los chalotes y trozar. Dejar a un lado.

Lavar los tomates y ponerlos en un tazón mediano. Cortar en cuartos. Reservar el jugo y verter a vasos.

Lavar los pepinos y trozarlos. Dejar a un lado.

Pelar la lima y cortar en cuartos. Dejar a un lado.

Lavar el cilantro y trozarlo. Dejar a un lado.

Pelar el diente de ajo y dejar a un lado.

Procesar los tomates, pepinos, pimiento, chalotes, lima, ajo y cilantro. Transferir a vasos y refrigerar 20 minutos antes de servir.

Información nutricional por porción: Kcal: 109, Proteínas: 6.4g, Carbohidratos: 38.5g, Grasas: 1.2g

35. Jugo de Hinojo y Naranja

Ingredientes:

1 hinojo pequeño

1 naranja grande, sin piel

6 rábanos medianos

5 tallos de apio grandes

1 pepino grande

Preparación:

Recortar los tallos de hinojo y capas marchitas. Lavar y trozar. Dejar a un lado.

Pelar la naranja y dividirla en gajos.

Lavar y cortar los rábanos. Dejar a un lado.

Lavar el apio y trozarlo. Dejar a un lado.

Lavar el pepino y trozarlo.

Procesar todos los ingredientes en una juguera. Transferir a vasos y añadir agua para ajustar el espesor.

Agregar hielo y servir.

Información nutricional por porción: Kcal: 110, Proteínas: 6.1g, Carbohidratos: 28.7g, Grasas: 1.2g

36. Jugo de Apio y Manzana

Ingredientes:

4 tallos de apio

1 manzana verde grande, sin centro

½ taza de repollo verde

3 zanahorias grandes

1 limón grande, sin piel

1 cucharada de miel líquida

Preparación:

Lavar los tallos de apio y trozarlos. Dejar a un lado.

Lavar el repollo y trozarlo. Dejar a un lado.

Pelar el limón y cortar en cuartos. Dejar a un lado.

Lavar las zanahorias y apio. Cortar en piezas pequeñas y poner en un tazón mediano.

Lavar la manzana y remover el centro. Trozar y dejar a un lado.

Procesar el repollo, luego el apio, manzana, zanahorias y limón. Transferir a vasos y añadir la miel líquida.

Agregar agua para ajustar el espesor. Refrigerar 5 minutos antes de servir.

Información nutricional por porción: Kcal: 162, Proteínas: 3.1g, Carbohidratos: 39.3g, Grasas: 0.1g

37. Jugo de Ciruela y Lima

Ingredientes:

1 ciruela grande, sin carozo y en trozos

1 lima entera, sin piel

1 manzana Roja Deliciosa mediana, sin centro

1 taza de frambuesas

1 onza de agua

Preparación:

Lavar la ciruela y cortarla por la mitad. Remover el carozo y trozar. Dejar a un lado.

Pelar la lima y cortarla por la mitad. Cortar en cuartos y dejar a un lado.

Poner las frambuesas en un colador y lavar bajo agua fría. Colar y rellenar un vaso medidor. Reservar el resto. Dejar a un lado.

Lavar la manzana y cortarla por la mitad. Remover el centro y trozar. Dejar a un lado.

Combinar las frambuesas, lima, manzana y ciruela en una juguera, y pulsar. Transferir a un vaso y añadir el agua.

Refrigerar 10 minutos antes de servir.

Información nutricional por porción: Kcal: 173, Proteínas: 2.7g, Carbohidratos: 55.7g, Grasas: 1.4g

OTROS TITULOS DE ESTE AUTOR

70 Recetas De Comidas Efectivas Para Prevenir Y Resolver Sus Problemas De Sobrepeso: Queme Calorías Rápido Usando Dietas Apropiadas y Nutrición Inteligente

Por

Joe Correa CSN

48 Recetas De Comidas Para Eliminar El Acné: ¡El Camino Rápido y Natural Para Reparar Sus Problemas de Acné En 10 Días O Menos!

Por

Joe Correa CSN

41 Recetas De Comidas Para Prevenir el Alzheimer: ¡Reduzca El Riesgo de Contraer La Enfermedad de Alzheimer De Forma Natural!

Por

Joe Correa CSN

70 Recetas De Comidas Efectivas Para El Cáncer De Mama: Prevenga Y Combata El Cáncer De Mama Con una Nutrición Inteligente y Alimentos Poderosos

Por

Joe Correa CSN

www.ingramcontent.com/pod-product-compliance
Lightning Source LLC
Chambersburg PA
CBHW030301030426
42336CB00009B/479